Gendron

186
9

DU CATHÉTÉRISME CURATIF

DU

RÉTRÉCISSEMENT DE L'OESOPHAGE,

Par **E. GENDRON**,

Docteur médecin à Château-du-Loir, membre du jury médical du département
de la Sarthe, correspondant de l'Académie de médecine.

Ce travail sera divisé en deux parties : la première est un exposé historique des moyens opposés aux rétrécissements de l'œsophage ; la seconde partie démontre pour des faits pratiques les avantages du cathétérisme.

I. HISTORIQUE.

La médecine n'oppose que des moyens palliatifs à la dysphagie causée par les rétrécissements de l'œsophage. Naturellement l'on a dû comparer les obstacles au passage des aliments, à ceux que peuvent éprouver les larmes dans les conduits lacrymaux et le canal nasal, ou les urines en traversant l'urètre. Naturellement aussi l'on a dû songer aux mêmes moyens pour combattre des affections analogues. Le raisonnement était juste, malheureusement les praticiens firent trop ou trop peu, les succès n'encouragèrent pas des essais timides ou qui dépassaient le but par une servile imitation, et l'on s'est hâté de conclure que ce qui semblait vrai en théorie ne l'était pas en pratique.

« Trompés par une fausse analogie entre le rétrécissement de l'urètre et celui de l'œsophage par l'affection squirrheuse de ses parois, quelques auteurs, Mauchard entre autres, ont pensé qu'on pourrait remédier à celui-ci par les moyens qu'on emploie avec tant de succès contre le premier.

» Ainsi on a conseillé d'introduire dans l'œsophage et d'y laisser séjourner des bougies ou des sondes de gomme élastique dont on augmente la grosseur par degrés, afin de le rétablir dans son diamètre naturel. On n'a pas craint même de les charger de cathétériques et même de caustiques, pour détruire la portion calleuse ou squirrheuse de ce conduit, mais cette méthode est plus propre à irriter le mal qu'à le guérir. Aussi elle n'a trouvé et ne trouvera sans doute jamais aucun partisan parmi les chirurgiens instruits et prudents. » (Boyer, page 169, tome VII.)

Boyer redoute toute tentative de dilatation; aussi ajoute-t-il, page 171:

« La sonde œsophagienne, plus grosse et plus longue que les sondes ordinaires, ne peut convenir que dans les cas où l'œsophage n'est pas rétréci, car, dans les rétrécissements de ce conduit, l'on est obligé de se servir d'une sonde ordinaire et quelquefois même d'une sonde d'un très-petit calibre pour injecter des aliments liquides dans l'estomac. »

Dupuytren employait le cathétérisme de l'œsophage, comme moyen explorateur des corps étrangers arrêtés dans ce conduit, ou pour déterminer le siége et le degré des rétrécissements qui s'opposent à ses fonctions. (*Médecine opératoire*, tome IV, p. 60.)

Son cathéter œsophagien se composait d'une tige d'argent flexible terminée par une petite boule sphérique. Cet instrument n'a pas été employé pour combattre les récrécissements de l'œsophage ou les ulcères fistuleux qui en peuvent être la complication. Il semblerait même que l'illustre opérateur eût regardé ceux-ci comme incurables.

« M. Dupuytren a vu l'œsophage, enflammé par la présence d'un corps étranger, contracter des adhérences avec la trachée-artère et s'ouvrir dans ce conduit, de telle sorte que le malade rendait par la toux la plus grande partie des aliments et des boissons dont il faisait usage. *Il est presque inutile d'ajouter que la mort fut le résultat d'un désordre aussi grave.* » (*Médecine opératoire*, tome IV, p. 60 et suivantes.)

Sans doute le médecin est forcé de s'en tenir à des moyens palliatifs, lorsque les rétrécissements de l'œsophage et des fistules de communication sont la conséquence d'une affection cancéreuse, d'un ramollissement tuberculeux étendu par le voisinage des bronches à ce conduit, d'un anévrysme de l'aorte, ou bien encore de tumeurs développées dans l'œsophage même, hors de la portée des instruments, d'une induration très-étendue de ses parois, comme Van-Swiéten en cite des exemples.

« L'on a trouvé sur le cadavre d'un homme mort de cette maladie une tumeur dure, glanduleuse, dans la cavité même de l'œsophage, commençant à la partie moyenne et s'étendant jusqu'auprès du cardia, et remplissant tellement le conduit qu'à peine un stylet pouvait être poussé vers l'estomac.

» Sur le cadavre d'un malheureux malade, tourmenté longtemps de dysphagie, et qui à la fin rejetait de suite tous les aliments, quelque mince qu'en fût la dose, l'œsophage fut trouvé cartilagineux dans presque toute sa longueur,

BIBLIOTHÈQUE ROYALE

depuis les clavicules jusqu'à l'estomac, et en même temps si étroit qu'à peine il laissait passer une soie de porc. (Van-Swiéten, *Angina squirrhosa*, p. 591.) »

Si l'art est impuissant dans de telles circonstances, il en est d'autres où les causes matérielles de la dysphagie ne sont pas incurables et où l'on peut à bon droit appeler du pronostic désespérant du célèbre commentateur.

La description qu'il donne de la dysphagie est remarquable, et il peint avec une grande énergie d'expressions les tourments des malades qui languissent dans le marasme, en proie au supplice de Tantale.

« J'ai vu trop souvent, dit-il, ces calamités, et j'en ai gémi, et je suis certain que de pareils maux se sont présentés assez fréquemment aux médecins connus par une honorable pratique, car ces malheureux malades, que ne soulage aucune méthode, les consultent tous.

» Chez quelques malades, j'ai pu sentir l'engorgement squirrheux de l'œsophage, en appuyant profondément les doigts auprès de la trachée-artère; chez plusieurs, je n'ai reconnu absolument rien autre chose que l'empêchement de la déglutition.

» J'ai essayé moi-même plusieurs remèdes dans cette espèce d'angine, j'en ai connu en outre un grand nombre appliqués par de très-habiles médecins, le tout en vain. J'ai su qu'un chirurgien avait tenté de rouvrir de force le conduit à l'aide d'une éponge fixée à une baleine, le résultat fut très-fâcheux, les parties irritées et douloureuses se tuméfièrent davantage. » (Page 590.)

Van-Swiéten condamne donc le cathétérisme; il remarque cependant que dans l'angine qu'il nomme squirrheuse, les doigts appuyés profondément sur les côtés de la trachée-artère ne rencontrent pas toujours une dureté squirrheuse, et qu'on ne reconnaît rien de plus que l'empêchement de la déglutition.

Cette circonstance est importante à noter comme une de celles où le cathétérisme est curatif des rétrécissements de l'œsophage.

Il est inconcevable que les moyens qui réussissent si constamment à détruire les obstacles au passage des urines n'aient pas été plus souvent employés dans la dysphagie, avec les précautions et les différences que comportent l'organisation de l'œsophage, les causes de son obstruction et le voisinage de la trachée-artère. Des essais rationnels ont été abandonnés lorsque l'expérience même devait encourager à les poursuivre.

Ainsi nous lisons dans une thèse d'Abraham Vater et de Frédéric Zinckernagel l'observation d'une dysphagie traitée d'abord par les vomitifs et les purgatifs. Le malade avait fait une chute sur le dos, deux années avant les premiers accidents; il avait offert ensuite quelques symptômes de méléœna et rendu par les selles une assez grande quantité de sang et une masse que Vater compare aux môles expulsées de l'utérus. La déglutition ne devint pas plus fa-

cile après cette crise, bientôt aucun aliment ne put être avalé.

« Enfin le malade permit, d'après les conseils de Vater, qu'un chirurgien portât dans l'œsophage une baleine garnie d'une éponge, afin d'éloigner fortement ce qui pourrait se trouver à l'orifice gauche de l'estomac, ou de rompre un abcès latent dans ce point. L'obstacle fut surtout constaté au cardia, c'est pourquoi l'instrument ne put arriver cette première fois jusqu'au ventricule.

» La tentative étant renouvelée avec une certaine douleur l'on pénétra dans l'estomac. Au retour de l'instrument, on vit une goutte de sang sur l'éponge. Immédiatement après, un verre presque plein de bière put être bu sans peine; et, l'obstacle surmonté, l'espoir revint.

» Mais il fut de courte durée, bientôt la dysphagie fut extrême et persista jusqu'à la mort.

» A l'ouverture du cadavre, l'on ne trouva aucune tumeur ni excroissance auprès du cardia; mais l'étroitesse et la rugosité produites par la tuméfaction des membranes intérieures rendaient difficile le trajet jusqu'à l'estomac. »

Ainsi le succès obtenu par un premier essai n'encourage pas à revenir au moyen qui pouvait sauver le malade. Il est facile de comprendre qu'un rétrécissement ancien ne peut être guéri par un seul cathétérisme.

Vater cite un exemple de guérison de dysphagie, publié par Gerbezius, dans les *Éphémérides germaniques*.

Il s'agit d'une servante prise subitement de difficulté à avaler après avoir mangé des grains de froment mondés. Pendant près de six jours les moyens médicaux échouèrent. Un chirurgien guérit de suite la malade en lui passant, dans l'œsophage, un stylet flexible, garni d'une éponge à laquelle il imprima plusieurs mouvements.

Wurfbalnius, dans une remarque jointe à cette observation, établit que la cause de la dysphagie était sans doute ou un grain anguleux de froment, ou une de ses pellicules, ou un morceau de paille oublié dans le grain. Cette opinion nous paraît fondée, et ce fait rentre ainsi dans la classe des observations assez fréquentes de cathétérisme pratiqué comme moyen impulsif des corps étrangers arrêtés dans l'œsophage.

Dans cette même thèse on voit (*Historia prima*) que Vater s'est servi du cathétérisme comme moyen topique.

« Le président ordonna de pousser jusqu'au lieu affecté une éponge fixée à un stylet flexible et couverte de baume, afin de mouiller l'obstacle qui, dans ce point, s'opposait à l'entrée plus complète du stylet. »

L'éponge était destinée ici à humecter l'obstacle et non à le franchir. Vater fit en outre appliquer des cataplasmes autour du cou, ce qui annonce que le rétrécissement avait été rencontré à peu de distance de l'origine de l'œsophage, point où la douleur s'était d'abord fait sentir.

Au quatorzième jour, le malade vomit une grande quantité de matière purulente, et peu à peu la déglutition se rétablit avec la santé.

(Vater et Zinckernagel, *de deglutitionis difficilis et impeditæ, Causis abditis*, Vittemberg, 1760, pages 582 et 587 du tome Ier des *thèses publiées par Albertus Hallerus*.)

D'après cet exposé des observations de Vater, on voit qu'il a conseillé une seule fois le cathétérisme comme moyen dilatateur d'un rétrécissement de l'œsophage, que malgré le mieux obtenu, découragé sans doute par le prompt retour des accidents, il ne persista pas dans cette voie salutaire.

Enfin, dans les conclusions de sa thèse, il s'en tient à des préceptes généraux sans reparler du cathétérisme, professant que la maladie est le plus ordinairement au-dessus des ressources de l'art; il termine en recommandant la persistance dans l'emploi des médicaments et l'usage des lavements nutritifs dont l'utilité ne peut être contestée.

Vater avait présidé cette thèse à Vittemberg, en 1750; huit ans auparavant, Mauchard, professeur d'anatomie et de physiologie à l'Université de Tubingue, avait prêté le secours de son nom et de son influence comme président à une dissertation de Buettel Blavifontanus, intitulée : *De Strumâ œsophagi hujusque coalitu difficilis ac abolitæ deglutitionis causis.*

L'auteur explique qu'il lui a plu de nommer *struma œsophagi* une tumeur glanduleuse et squirrheuse qui comprime l'œsophage, empêche la déglutition et l'abolit enfin, ce qui met les malades dans le plus grand danger.

Il rapporte, d'après Ruisch, une observation de Mennès, dans laquelle on trouve un essai de désobstruction de l'œsophage.

« Un malade âgé de trente ans était sujet depuis trois ans à l'engorgement des amygdales, au relâchement de la luette, à des douleurs d'hémorrhoïdes internes qui parfois fluaient notablement.

» Ces symptômes étaient guéris par les remèdes convenables, mais leur retour fréquent, plus grave avec toux férine et catarrhe suffocant, déterminait en outre une très-grande constriction de l'œsophage vers la cinquième et sixième vertèbre du cou.

» L'obstacle s'accrut de jour en jour au point que le malade ne pouvait passer que des liquides, et avec la plus grande peine et les plus grands efforts de déglutition.

» La constriction de l'œsophage empirant toujours, la crainte continuelle de la suffocation et la faim poussèrent le malade aux moyens violents. Pendant quatorze jours il supporta, avec une très-grande gêne et sans aucun fruit, une sonde enduite d'onguent, plus longue qu'un empan, plus large que le calibre du canal à dilater, qu'un candidat en médecine avait placée dans l'œsophage et fixée par un lien roulé autour des oreilles, afin qu'elle ne tombât pas dans l'estomac.

» Mennès pensa que les tuniques glanduleuses de l'œsophage étaient affectées ainsi que les glandes du gosier, mais surtout vers les cinquième et sixième vertèbres cervicales, où se trouvent trois glandes remarquables observées par lui et Verheyen, et destinées à humecter l'œsophage.

» Il fit une exploration à l'aide d'une baleine garnie à son extrémité d'une éponge huilée, et reconnut vers les cinquième et sixième vertèbres du cou un obstacle qu'il ne put franchir. »

D'après les conseils de Ruisch et Boërhave, le traitement consista dans les médicaments qui excitent le ptyalisme, et, après une douce salivation, les bains et les sudorifiques furent employés avec le plus grand succès. (Mauchard, *de Strumâ œsophagi.*)

Cette observation présente un essai de désobstruction plutôt que de cathétérisme. L'instrument mal choisi devait être insuffisant et incommode par sa présence continuelle. Toutefois, quoique Mennès n'ait pu franchir l'obstacle avec une baleine garnie, la promptitude avec laquelle la cure a été obtenue par des moyens ordinairement sans action pourrait faire penser que le traitement du candidat en médecine n'a pas été entièrement infructueux. Notons en passant, parce que nous aurons occasion de revenir sur ce sujet, que le siège de la constriction de l'œsophage indiqué par Mennès, vers les cinquième et sixième vertèbres cervicales, a été un grand sujet de controverse.

D'après les observations de Tulpius, Verheyen, Heister, cet obstacle aurait dû être indiqué aux cinquième et sixième vertèbres dorsales où se trouvent des glandes décrites particulierement par Tulpius, et situées entre la colonne vertébrale et l'œsophage. Leur tuméfaction est notée comme une des causes fréquentes de dysphagie.

Morgagni prétend même qu'il y a dans l'observation de Mennès une erreur typographique, et qu'on doit lire cinquième et sixième vertèbres dorsales pour cervicales.

Mais il faut supposer, comme le remarque Mauchard, que l'erreur s'est répétée trois fois dans le cours du récit, ce qui n'est pas probable. D'ailleurs Mennès avait recommandé des onctions sur le cou même, et par conséquent dans le voisinage présumé de l'obstacle.

Ce doute de Morgagni est d'autant plus surprenant, qu'il donne lui-même, dans sa lettre des lésions de la respiration, l'observation d'une tumeur développée au cou, entre la trachée-artère et l'œsophage, et gênant la déglutition, mais surtout la respiration.

Nous serons naturellement ramenés à ce sujet après l'exposé de nos observations pratiques; dans ce moment nous devons nous en tenir à l'historique du cathétérisme de l'œsophage. Mauchard en parle d'abord comme d'un moyen palliatif, après avoir décrit les graves symptômes de la dysphagie. (*disputationes chirurgicæ*, tome II, page 411; Albertus Hallerus.)

« L'application du tube décrit par Fabrice de Hilden (*Fabricii Hildani observationum et curationum chirurgicarum Centuriæ omnes.* Tome I, page 48), ou d'une baleine, et son introduction dans l'œsophage jusqu'à l'estomac, soulage tellement les malades, qu'immédiatement après, le bouillon, le vin, une bouillie claire, un œuf mollet et d'autres liquides peuvent être avalés. Toutefois le passage bientôt fermé de nouveau reprend son ancienne étroitesse. Quelques médicaments lubréfiants, huileux, mucilagineux, procurent un soulagement faible et peu durable.

» Plus loin l'auteur recommande (§ XXXIII) d'une manière très-précise le cathétérisme gradué de l'œsophage pour la cure des rétrécissements.

» De même que par des explorations fréquentes et répétées de l'urètre, à l'aide d'un cathéter, ou des voies lacrymales avec le stylet d'Anel, les constrictions contre nature de ces canaux et leurs callosités sont de plus en plus disjointes et dilatées, de même brille l'espoir fondé d'un succès semblable, lorsque les aliments désirés avec ardeur sont rejetés du canal œsophagien rétréci surtout par le développement calleux de ses tuniques.

» Toutefois il ne faut agir ici ni timidement ni témérairement : la forte introduction et impulsion d'un instrument trop gros augmentera violemment les douleurs et les angoisses, et fera craindre la rupture ou la perforation de l'œsophage dans les environs de l'obstacle, et le trop grand frottement de sa surface interne peut déterminer des ulcérations et autres inconvénients.

» D'où il résulte qu'on doit se hâter lentement, employer d'abord des instruments ténus et graduellement plus volumineux, soutenus et dirigés par la main ; ils doivent être mus dans l'œsophage en-deçà et au-delà, de manière à franchir et à surmonter alternativement le point rétréci.

» La tolérance du malade, l'état de la déglutition, les résultats obtenus, indiqueront au médecin prudent combien de fois il est utile ou même indispensable de répéter cette dilatation. »

Les préceptes donnés par Mauchard n'étaient malheureusement appuyés sur aucun fait pratique, et dès lors ils devaient perdre une grande partie de leur valeur.

On voit même d'après ses expressions qu'il fonde seulement sur l'analogie l'espoir du succès. Dans les propositions suivantes, il porte plus loin sa comparaison entre les rétrécissements de l'œsophage et l'obstruction des voies lacrymales et du canal nasal. Il avait réussi à rétablir ce dernier en y laissant à demeure le stylet d'Anel. Il en conclut qu'il faut établir à demeure

un tube artificiel pour dilater l'œsophage, lorsque des corps dilatants ont été introduits sans succès.

« Et quoique je trouve dans Ruisch, dit-il, (134) qu'une mèche laissée pendant quatorze jours dans le rétrécissement de l'œsophage n'a produit qu'un surcroît d'incommodités, cela paraît tenir à une cause qui ne préjudicie en rien contre notre méthode ; car un corps mou et privé d'expansion comme une mèche ne peut dilater suffisamment un canal étroit.

» Et pourquoi ne serait-il pas permis de lui substituer une éponge resserrée et rendue compacte par des fils, ou bien une autre substance bien enduite d'huile d'amandes, portée jusque dans le rétrécissement et maintenue par un fil pendant hors de la bouche, et qui servirait à retirer à une époque convenable le corps dilatant.

» Toutefois nous convenons que ce n'est pas sans grave inconvénient que, suivant notre méthode, l'on retient à demeure dans le canal et la bouche un corps, quelque ténu et flexible qu'il soit. Mais quand il n'y a plus qu'un seul remède, il faut l'avoir pour bon et agréable. »

Après cette sentence, l'auteur ne s'en tient pas à cette dilatation permanente, qu'il ne paraît pas toutefois avoir employée. Il conseille de porter dans l'œsophage sur l'obstacle même de doux septiques, puis des médicaments érosifs et cathétériques.

Il recommande de le faire avec de grandes précautions, car il ne se dissimule pas les dangers d'une telle entreprise.

Enfin il termine sa thèse par quelques conseils sur l'emploi des médicaments sialagogues, se fondant sur la cure obtenue par Mennès.

Nous avons insisté sur la thèse de Mauchard, parce qu'on y trouve d'excellents préceptes sur la manière de pratiquer le cathétérisme de l'œsophage ; mais on voit trop que l'auteur prêche sans conviction. Sa théorie n'étant appuyée sur aucun fait pratique, il raisonne toujours par analogie, et s'égarant dans ses comparaisons, il en vient à proposer le cathétérisme permanent de l'œsophage, moyen dont le moindre défaut est d'être inutile ; car nous verrons que les dilatations intermittentes mais progressives suffisent pour rétablir le calibre de ce conduit. Quant aux cathétériques qu'il prescrit, il se conforme en cela aux conseils des anciens, et d'Aëtius entre autres, conseils mis en pratique pendant longtemps.

« Une octogénaire ne pouvait avaler même une goutte de liquide ; des médecins, pour réduire l'obstacle de l'œsophage, avaient introduit dans le gosier une plume enduite de médicaments âcres, suivant les préceptes d'Aëtius. Cette plume bouchant à la fois l'œsophage et le larynx produisit une grande suffocation, ce qui fut cause que la malade refusa obstinément d'admettre les secours du tube salutaire de Capo-di-Vacca, à l'aide duquel les aliments peuvent être ingérés par la bouche dans le ventricule, de manière, sinon à sauver, du moins à prolonger la vie. Les lavements nutritifs ne soutinrent la malade que jusqu'au septième jour.

---

(1) Le tube de Fabrice de Hilden est une sonde courbe percée d'un grand nombre d'ouvertures et garnie d'une éponge à son extrémité œsophagienne. L'auteur s'en servait pour accrocher et retirer les corps étrangers arrêtés dans l'œsophage.

(Tulpius , *Obser. med.* lib. 1 , cap utxiii, p. 79.)

Vater avait remarqué que la déglutition était momentanément rétablie après le cathétérisme de l'œsophage, et il ne l'adopta pas comme une méthode de traitement.

Van-Swiéten rejette comme dangereuse toute tentative de dilatation de l'œsophage. Willis , dans un cas de vomissements opiniâtres produits par une dysphagie dont la cause reste douteuse , conseilla au malade de pousser jusque dans l'estomac chaque bouchée d'aliments à l'aide d'une baleine garnie d'éponge. Au moment même où il publiait cette observation , le malade usait depuis seize ans de ce moyen.

Baster rapporte(*Actes des curieux de la nature*, tome viii) l'histoire d'une jeune fille tourmentée de dysphagie par la paralysie de l'œsophage.

Il lui conseilla de pousser les aliments jusqu'à l'estomac à l'aide d'une éponge fixée à l'extrémité d'une baleine : ce moyen soutint la vie pendant quatorze mois, et, le corps ayant enfin repris ses forces, la malade fut guérie radicalement. Ces deux faits manquent de détails importants, aucun rétrécissement n'est constaté par le cathétérisme , qui n'agit ici que comme moyen impulsif.

J'arrive enfin à la méthode de Capo-di-Vacca, méthode longtemps célèbre et dite capi-vaccienne, et ce n'est pas sans motif que nous terminons par elle cette revue.

« Quand les malades ne peuvent avaler, dit-il , il faut porter une canule dans l'œsophage afin de faire passer des aliments. Mais si l'œsophage est enflammé, cette canule l'irrite trop. Je conseille donc de ne point en user à moins d'une grande nécessité. J'aime mieux qu'on adapte quelque instrument en forme de chalumeau (*fistulam*) porté dans l'œsophage et dont l'autre extrémité est fixée à une vessie remplie de potion alimentaire , qu'une forte compression fait passer dans l'œsophage. J'ai vu plusieurs malades désespérés et mourant de faim rétablis grâce à ce petit conduit. (*Medicina Pratica, sive methodus cognoscendorum et curandorum omnium humani corporis affectuum.* Francfort, 1594; Venise , 1597.)

Trop évidemment cette méthode n'est que palliative, et, comme Tulpius l'avait remarqué, elle prolonge mais ne sauve pas la vie. Une autre considération doit fixer notre attention. Si l'on se rappelle les conseils donnés par M. Boyer et exposés au commencement de ce mémoire, n'est-on pas surpris de cet accord entre les opinions du chirurgien de la Charité et celles du professeur italien ? Tous deux rejettent les tubes ou les sondes dout le calibre pourrait dilater les parois rétrécies de l'œsophage ; tous deux désespérant d'une cure radicale, loin de combattre l'obstacle, lui cèdent, l'un en conseillant un instrument dont la description obscure indique cependant l'usage d'un tube très-étroit, l'autre en disant positivement qu'il faut renoncer aux sondes ordinaires et en choisir une d'un très-petit calibre pour injecter des aliments liquides dans l'estomac. D'après les deux, le volume des sondes doit être diminué en raison directe du rétrécissement , et c'est précisément l'inverse qu'il faut faire pour obtenir la guérison. Leur méthode consacre donc l'incurabilité des rétrécissements de l'œsophage; et, à plus de deux siècles de distance, la science revenue au même point a été rétrograde en ce qu'elle admet comme concluants des essais trop timides ou trop peu rationnels et se prononce contre de nouvelles tentatives.

« M. le docteur Mondière a publié dans les *Archives générales de médecine*, en 1831, 1832 et 1833, une série de mémoires fort intéressants sur les maladies de l'œsophage. Il cite plusieurs observations d'Everard Home dans lesquelles la cautérisation a été employée avec succès contre des rétrécissements de l'œsophage, et il paraît en se résumant préférer cette méthode à celle de la dilatation par des sondes, dont le séjour ne peut être prolongé sans accidents. »

« Dans les rétrécissements de l'œsophage, » comme dans ceux de l'urètre, la cautérisation » compte des succès et plus complets et plus » nombreux que la dilatation par les sondes. » Mais ces faits sont-ils en assez grand nom-» bre pour justifier la méthode thérapeutique » mise en usage, et que beaucoup de chirur-» giens ont regardée comme plus dangereuse » que la maladie qu'elle est appelée à combat-» tre ? Nous ne craignons pas de répondre par » l'affirmative, nous basant sur des succès in-» contestables obtenus, sur la presque innocuité » de la cautérisation de l'œsophage, démontrée » par ce que nous avons dit plus haut; enfin » sur ce que les rétrécissements de cet organe, » qui ne cèdent que difficilement à l'emploi des » sondes vouent à une mort certaine et sou-» vent très-prompte les malades qui en sont » affectés. » (OEsophagite aiguëe et chronique *Archives de médecine*, tome xxx, page 496.)

Dans une note additionnelle, M. Mondière annonce que deux chirurgiens distingués de la capitale, MM. Velpeau et Sanson, se proposent d'appliquer la cautérisation aux rétrécissements de l'œsophage : nous espérons que les observations suivantes feront préférer le cathétérisme dilatateur tel que nous l'avons employé avec succès.

Nous allons prouver par des faits que le cathétérisme est un moyen curatif des rétrécissements de l'œsophage, et qu'il doit désormais trouver des partisans parmi les médecins prudents et éclairés.

Deuxième partie.

CATHÉTÉRISME CURATIF

DES RÉTRÉCISSEMENTS DE L'OESOPHAGE.

Première observation. — *Rétrécissement de l'œsophage ; dysphagie et toux ; fistule œsophago-trachéale probable ; essais de cathétérisme ; améliorations ; rechutes ; guérison.*

Le 24 octobre 1835, je fus appelé à Haute-Craone, dans la commune de Dyssai-Sous-Courcillon, pour la femme Brault, âgée de trente-six ans ; cette femme, habituellement d'une bonne santé et bien réglée, avait été prise, cinq semaines avant ma première visite d'une fluxion odontalgique et d'une angine tonsillaire.

Au bout de quelques jours elle cracha du sang et des matières blanches qui se détachaient du fond de la gorge ; loin d'éprouver du soulagement elle sentit plus de difficulté à avaler, et il lui sembla *que le mal était descendu le long du cou.*

La dysphagie fut progressive, bientôt il survint de la toux et de la suffocation. Après huit ou dix jours de cette double gêne dans la respiration et la déglutition, il survint tout à coup des crachats et des vomissements de mucosités abondantes mêlées de matières blanches et épaisses comme du blanc d'œuf cuit. La respiration devint plus libre, mais il n'y eut aucune amélioration du côté de la déglutition ; enfin la dysphagie existait depuis cinq semaines quand cette femme fut soumise à mon examen.

Je fus d'abord frappé de l'altération de la voix et de la parole mal articulée et nasonnée, comme dans les perforations du voile du palais ou de la voûte palatine. Toutefois ces parties étaient intactes ainsi que la luette. Le pharynx et les amygdales n'offraient rien d'anormal.

Le cou ne présentait ni tumeur, ni engorgement glanduleux.

Le doigt porté sur l'ouverture supérieure du larynx ne distingua dans son contour aucune altération. L'épiglotte, peu développée, était saine.

Depuis longtemps les aliments solides et les liquides en masse ne pouvaient passer, et étaient rejetés immédiatement.

J'engageai la malade à boire devant moi, elle le fit en se servant d'un chalumeau et par de lentes succions ; c'était, disait-elle, le seul moyen de réussir. Depuis trois semaines elle se nourrissait ainsi de bouillon, d'eau sucrée et de lait, et ce n'était pas toujours sans accident.

Je lui mis en main un verre rempli d'eau et l'engageai à boire hardiment.

A peine eut-elle avalé une à deux gorgées, qu'elle fut prise à la fois de vomissements et d'efforts de toux convulsive tels que je fus convaincu que le liquide avait pénétré dans la trachée-artère.

Et en effet, même lorsque la malade buvait à l'aide du chalumeau et lentement, la toux renvoyait quelquefois le liquide. *Quand je ne tousse pas, l'eau passe bien,* me disait-elle, ne comprenant pas que c'était l'inverse qu'il fallait dire : *Quand l'eau passe bien, je ne tousse pas.*

J'introduisis dans le pharynx une baleine garnie d'une éponge et je poussai le tout dans l'œsophage, jusqu'au niveau du premier anneau trachéal. Là mon instrument fut arrêté, quoique l'éponge fût peu volumineuse et taillée en cône. Je soutins et soulevai la trachée-artère de la main gauche, et de la droite je pressai l'instrument sur l'obstacle ; je fis plusieurs efforts en tâtonnant, n'osant forcer brusquement dans la crainte de rompre l'œsophage. Après plusieurs impulsions graduellement plus fortes, l'obstacle fut enfin franchi tout à coup, et l'éponge poussée plus avant avec une grande facilité.

Je la ramenai vite au point rétréci sur lequel je fis cinq à six mouvements de va-et-vient pour mieux le dilater, et je retirai mon instrument afin de laisser respirer librement la malade. Cela fait, elle put boire sans le secours du chalumeau ; mais, lorsque la déglutition était trop rapide, la toux d'engouement recommençait.

Je répétai le cathétérisme en graissant l'éponge de beurre salé d'alun.

L'amélioration fut subite ; pendant quelques jours la malade avala facilement des bouillies, des panées, mais parfois les liquides filtraient et étaient expulsés plus par des efforts de toux que par des vomissements.

Le mieux ne fut pas durable, et dix jours après je retrouvai la malade dans les mêmes conditions. Elle avait repris son chalumeau pour humer par gouttes l'eau sucrée, le lait et le bouillon ; les aliments moins liquides ne passaient plus.

Le timbre de la voix indiquait toujours la même lésion.

Le cathétérisme pratiqué plusieurs fois pendant cette visite (16 janvier) fut suivi du même succès. J'eus occasion de faire plusieurs visites à cette malade dans la même semaine, et je passai dans l'œsophage des éponges de plus en plus grosses et enduites de beurre aluminé. En vain je voulais faire comprendre la nécessité de soins quotidiens, cette femme refusa d'entrer à l'hospice de Château-du-Loir, et je ne pus la revoir que le 28 janvier.

Elle se nourrissait assez facilement d'aliments réduits en bouillie, les liquides devaient être pris avec précaution et à petits coups sous peine de toux expulsive. L'articulation des mots indiquait encore une perte d'air.

La sonde garnie parcourait l'œsophage de manière à reconnaître à peine le point ordinaire d'arrêt. L'amélioration, quoique très-évidente, ne se soutint pas encore faute de persistance dans le cathétérisme, et, dans sa négligence incroyable, la malade attendit à ne pouvoir plus passer que des liquides à l'aide du chalumeau, pour revenir une troisième fois au moyen qui deux fois déjà avait eu du succès.

Cette fois son mari fut son médecin, il fit ce qu'il m'avait vu faire. Tous les jours il poussa au-delà de l'obstacle une des baleines garnie d'éponge que j'avais laissée à sa disposition.

Quelques jours suffirent pour tout réparer. Vers le 10 février la déglutition d'aliments solides fut possible, le timbre de la voix avait repris sa force et sa netteté, les liquides pouvaient être avalés impunément à grandes gorgées.

Il était temps d'en finir, cette pauvre femme, d'une faiblesse extrême, était arrivée à un état effrayant de maigreur. Elle pouvait à peine soulever les bras et les jambes, et à partir de l'époque où la déglutition fut complétement rétablie, pendant sept semaines la malade ne put marcher qu'avec peine et à l'aide de bras ou de béquilles.

La santé est excellente aujourd'hui, et depuis dix-huit mois cette cure ne s'est pas démentie.

Le cathétérisme de l'œsophage a donné ici la preuve matérielle d'un rétrécissement de ses parois: quelle en était la cause? L'on peut hésiter entre un abcès développé ou dans ses parois mêmes, ou dans le tissu cellulaire intermédiaire à celles-ci et à la trachée-artère. Quant à la fistule œsophago-trachéale, elle a dû résulter de l'ouverture de l'abcès dans les deux conduits; entretenue par le rétrécissement de l'œsophage, elle s'est cicatrisée lorsque les aliments et les liquides ont pu passer librement. Toutefois l'obstacle était détruit avant que la cicatrisation ne fût complète, et, lorsque la déglutition était rapide, les liquides se partageaient encore et provoquaient, par leur présence dans la trachée, une toux expulsive.

C'est ce que nous avons vu chez une malade dont nous rapporterons tout à l'heure l'observation.

En l'absence de signes matériels nous pensons que les signes physiologiques ont une as-sez grande valeur pour indiquer la fistule œso-phago-trachéale.

Ainsi l'altération de la voix, la toux expulsive, survenant quelquefois même à l'occasion d'une goutte d'eau, et lorsque le liquide était en trop petite quantité pour déterminer la régurgitation, ne peuvent s'expliquer que par une double filtration de l'air et des liquides.

Ce fait m'avait paru d'un grand intérêt, non-seulement par sa rareté, mais encore par les résultats si constamment heureux d'un cathétérisme irrégulièrement pratiqué. J'en concluais qu'un traitement mieux suivi aurait une influence aussi positive et bien plus prompte. Je fus à même plus tôt que je ne devais m'y attendre d'en faire l'expérience sur une autre malade dont l'affection a différé par une plus évidente gravité.

Angine tonsillaire et laryngée; rétrécissement de l'œsophage; déglutition nulle; altération du timbre de la voix; toux expulsive; gargouillement trachéal; cathétérisme; guérison.

La femme Méchin, âgée de vingt-six ans, d'une bonne constitution, habitant la Croix-de-Moricé, commune de Vaas, où elle se livre aux travaux d'agriculture, fut prise, dans les premiers jours du mois d'avril 1837 et pendant la menstruation habituellement régulière, d'un mal de gorge qui se termina au bout de quelques jours par un abcès dans l'une et l'autre amygdale.

Après l'évacuation successive du pus des deux foyers, elle n'éprouva aucun soulagement. La déglutition continua à être difficile, les panées ou bouillies très-liquides, seuls aliments qu'on osât passer, revenaient fréquemment par les narines.

La céphalalgie et la fièvre concomitantes de l'angine primitive avaient cessé, et le médecin habituel de la malade n'étant plus mandé auprès d'elle avait supprimé ses visites.

Toutefois à la difficulté succéda bientôt l'impossibilité d'avaler des aliments, quelle que fût leur consistance.

La malade accusait une douleur le long du cou qui était tuméfié, et une grande difficulté de respirer.

Je fus mandé auprès d'elle le 15 mai 1837. Depuis six semaines la déglutition avait été presque nulle, et depuis sept jours cette femme n'avait absolument rien avalé.

Les liquides auxquels elle avait été réduite franchissaient facilement l'isthme du pharynx, mais à peine engloutis ils étaient rejetés avec violence par la bouche et les narines, et à chaque épreuve une toux convulsive faisait craindre la suffocation.

Le timbre de la voix était sensiblement altéré et la parole nasale comme dans les perforations du voile du palais. Evidemment il y avait une perte d'air dans l'instrument vocal, et cette fuite ne s'opérait ni à la voûte ni au voile du palais, parties saines et à l'état normal, ainsi que le pharynx et les tonsilles.

BIBLIOTHÈQUE IMPÉRIALE

Deux cordons ganglionnaires existaient le long du cou, profondément situés entre le bord antérieur des sterno-mastoïdiens et l'œsophage; la tumeur était plus développée à gauche qu'à droite, et était apparente surtout au point où le muscle se rapproche de la trachée-artère au-dessous du cartilage cricoïde.

La toux était grasse, trachéale; il y avait persistance d'un gargouillement trachéal très-incommode pour la malade et les assistants.

L'expectoration assez subitement abondante dans le principe se composait de mucosités liquides, au fond desquelles se déposaient parfois des filaments de matière épaisse d'un blanc jaunâtre que je regardai comme du pus consistant.

Chaque inspiration et expiration semblait déplacer un crachat épais arrêté au-dessous du larynx, et que le moindre effort d'expectoration aurait dû amener hors de la glotte; ce bruit gras et râlant redoublait au contraire après la toux et le crachement.

Je fis boire un peu d'eau à la malade : ainsi qu'on me l'avait affirmé, la déglutition était facile à l'entrée du pharynx, mais dès la première gorgée il survint une toux expulsive et suffocative qui dura pendant plusieurs minutes. Évidemment le liquide avait pénétré dans les voies aériennes.

Je me rappelai de suite l'observation de la femme Brault, et j'établis mon diagnostic : abcès fistuleux œsophago-trachéal, rétrécissement de l'œsophage.

Une petite éponge, solidement fixée à l'extrémité d'une baleine et portée dans l'œsophage, me fit reconnaître :

1º Que ce canal était dévié et comme refoulé à droite un peu au-dessous du cartilage cricoïde. Dans ce point, je sentais en effet à travers sa peau le corps dilatant, tandis qu'à gauche où existait une tumeur glanduleuse plus prononcée, je n'avais aucune impression de son passage.

2º Au-dessous de la déviation, le rétrécissement de l'œsophage était tellement prononcé que j'eus bien de la peine à le franchir, malgré le peu de volume de mon cathéter. J'eus soin, au moment où je poussais un peu fort la baleine, de soutenir de la main gauche et de relever toute la partie saillante du cou. Sans cette précaution, j'aurais refoulé l'obstacle, allongé et peut-être rompu l'œsophage.

J'acquis la certitude que le canal était libre au-dessous du rétrécissement; je ramenai ensuite l'éponge sur le point resserré et j'opérai promptement plusieurs mouvements successifs d'élévation et d'abaissement, puis retirant l'instrument je laissai respirer la malade.

J'espérais que cette tentative déterminerait immédiatement, comme chez la femme Brault, le libre passage des liquides, mais je fus trompé dans mon attente. La malade but, et de suite les graves accidents de toux et de suffocation m'annoncèrent que je n'avais rien gagné, parce que sans doute l'ulcère de communication était trop large.

J'eus recours au chalumeau, me rappelant les effets heureux dont j'avais été témoin. Inutile précaution, la toux survenait toujours avec le même caractère de besoin d'expulsion, quelque lente que fût la déglutition et quelque minime que fût la dose du liquide avalé.

L'état physique de la malade était déplorable, sa maigreur et son affaiblissement extrêmes. La soif et la faim dont elle avait souffert vivement étaient cependant moins incommodes, malgré l'abstinence complète d'aliments et de boissons.

La mort semblait également à craindre par inanition et par asphyxie. Je conseillai l'usage de lavements de lait et de bouillon, et le lendemain, muni de sondes de différents calibres, je fis une seconde visite. Cette fois le rétrécissement ne put être franchi avec l'éponge de la veille.

Une sonde moyenne en gomme élastique se contourna sur l'obstacle, et ne le dépassa qu'à l'aide d'un mandrin très-flexible. Je retirai celui-ci et j'injectai un peu de lait coupé, la malade indiqua par un geste expressif que le liquide arrivait dans l'estomac, et nous dit ensuite que son passage avait produit une impression agréable de bien-être et de fraîcheur.

Le 17 mai, la faiblesse et l'oppression avaient fait des progrès. J'insistai pour que la malade fût transportée à l'hôpital de Château-du-Loir, et à même de recevoir les prompts secours que pouvait exiger la gravité de sa position.

La dysphagie et le gargouillement trachéal me faisaient penser à la trachéotomie comme ressource extrême.

La canule bivalve que j'ai fait connaître il y a quelques années, et que des praticiens ont adoptée dans cette opération, eût été ici d'autant plus applicable qu'elle eût permis de reconnaître l'ouverture fistuleuse et d'y porter les caustiques. Toutefois le succès obtenu par le cathétérisme de l'œsophage, chez une précédente malade, m'encourageait à persister dans ce traitement.

La maladie était plus grave, la dysphagie plus complète, le rétrécissement plus difficile à franchir, la fistule de communication plus large, et en outre l'asphyxie menaçante; mais en graduant les moyens de dilatation j'espérais rétablir le calibre de l'œsophage et obtenir conséquemment l'oblitération de la fistule, et enfin si la suffocation m'eût forcé à pratiquer la trachéotomie, grâce à la canule bivalve, j'avais encore la chance en ouvrant une voie nouvelle à la respiration, de découvrir l'ulcère fistuleux et de le guérir par des topiques directement appliqués. La malade était confiante et décidée à tout hors à mourir. Le cathétérisme de l'œsophage fut pratiqué exactement trois fois par jour, d'abord avec une éponge de quatre lignes de diamètre, et une de huit lignes dès le troisième jour. Toutes deux étaient enduites d'huile et parfois de beurre aluminé. Assez souvent elles furent ramenées couvertes de mucosités épaisses, dans lesquelles on distingua parfois des goutelettes puriformes et très-rarement un peu de sang. Lorsque la résistance était trop grande, on s'abstenait de passer la grosse éponge, mais la petite était alors promenée plusieurs fois sur l'obstacle, et dans la journée même l'on arrivait à pouvoir sonder avec le plus gros cathéter; de cette manière on regagnait promptement ce que l'on semblait avoir perdu. De plus, quatre fois par jour les sœurs de l'hospice injectaient dans l'estomac du lait, du bouillon, du vin coupé, à l'aide de grosses sondes en gomme élastique qu'elles avaient appris à pousser bien au-delà de l'obstacle.

Une fois seulement l'injection provoqua la toux parce que la sonde n'était pas portée assez loin de l'obstacle et de l'ulcère fistuleux.

Le huitième jour, le pouls d'abord très-faible et très-fréquent était devenu plus fort.

Le visage avait acquis de l'expression, de l'embonpoint et de la couleur.

La peau sèche et flétrie offrait plus de chaleur, des fourmillements incommodes se firent sentir aux deux mains qui se dépouillèrent de leur épiderme.

La voix, toujours nasale, indiquait une perte dans la colonne d'air, et le gargouillement trachéal était encore sensible.

Le neuvième jour, la grosse éponge ayant franchi l'obstacle avec une grande facilité, la malade essaya de boire un peu d'eau sucrée; à peine eut-elle avalé deux gorgées qu'une toux convulsive ramenant un liquide écumeux m'annonça que la fistule était loin d'être cicatrisée et me fit repentir de cette épreuve prématurée.

Le doigt porté au fond de la bouche arrivait facilement à l'épiglotte, à l'ouverture du larynx et aux deux aryténoïdes.

Explorées plusieurs fois, ces parties n'offrirent jamais la moindre altération.

J'espérai cependant que des solutions caustiques à l'entrée du larynx pourraient modifier l'inflammation trachéale ancienne, et activer la cicatrisation de l'ulcère intérieur.

Le dixième jour, j'appuyai donc derrière l'épiglotte une éponge humectée de solution de nitrate d'argent; et le onzième, chargeant de poudre d'alun mon doigt humide, j'allai l'essuyer sur l'ouverture du larynx.

La toux violente qui suivit ces applications me détermina à ne plus y revenir; je recommandai le repos du larynx, le silence et l'injection habituelle de liquides alimentaires, afin que l'oblitération de la fistule ne fût retardée par aucune circulation dans son trajet.

Le quatorzième jour, le cathétérisme dilateur fut jugé inutile, une éponge plus grosse que ne l'est ordinairement le bol alimentaire parcourait librement toute la longueur de l'œsophage.

La voix était encore nasale, et le bruit trachéal plus faible existait encore.

Les injections alimentaires furent continuées jusqu'au 2 juin, dix-huitième jour du traitement. Alors la respiration était tout à fait libre, l'on n'entendait plus de gargouillement trachéal, le timbre de la voix avait pris de l'intensité, et la parole nette et vibrante n'était plus nasonnée.

L'on accorda aux instances de la malade une bouillie et de l'eau sucrée. Il faut avoir vu cette pauvre femme porter à sa bouche une première cuillerée d'aliments pour se faire une idée de sa physionomie, exprimant d'abord le doute et l'inquiétude, puis tout à coup confiante et rieuse lorsque l'épreuve eut démontré une déglutition facile et libre de la toux quinteuse et expulsive.

Nous exigeâmes encore un séjour de deux semaines, et quand nous eûmes la certitude que la cure était bien définitive, la malade fut rendue à sa famille.

La déglutition et la respiration restèrent toujours dans l'état le plus satisfaisant; mais le système musculaire, profondément épuisé par une longue abstinence, n'avait pas encore repris son action un mois après sa sortie de l'hospice, et la convalescente ne marchant qu'à l'aide de deux bras se plaignait de douleurs très-vaguement étendues dans les membres et les lombes.

Plus tard, les accidents disparurent, l'exercice fût progressivement possible, sa santé revint enfin complétement. Aujourd'hui, 26 août, l'on sent à peine à la partie latérale gauche du cou un très-léger engorgement glanduleux qui n'occasionne aucune douleur, ni aucune incommodité. Je n'ai pas besoin de dire que cette femme a repris ses travaux habituels et n'est plus soumise à aucun régime.

Nous ne résistons pas au désir d'emprunter au savant travail de M. Mondière l'observation suivante, qui offre, avec la précédente, analogie de suffocation, de dysphagie et de fistule trachéo-œsophagienne.

Obs. (1) Au mois d'avril 1805, M. Smith fut appelé pour visiter Elisabeth Brown, qui paraissait affectée d'un rétrécissement de l'œsophage. Cette femme ne pouvait avaler aucun aliment solide, et éprouvait une grande dyspnée, surtout quand elle se couchait, ce qui l'obligeait à se tenir presque droite dans son lit, au moyen d'oreillers,

J'appris, dit l'auteur, en la questionnant, que depuis environ une année elle éprouvait un léger obstacle dans la déglutition, et qu'au mois de janvier dernier elle avait été en proie à un catarrhe très-intense, mais ce ne fut que sept semaines après que la dysphagie devint beaucoup plus grande, et que la difficulté de respirer fut portée au point d'alarmer considérablement et la malade et ses amis. La malade; pour me servir de ses expressions, ressentait dans la gorge une masse qui l'empêchait d'avaler et la menaçait de suffocation. Je l'engageai à prendre un peu de liquide en ma présence, ce qu'elle fit; mais elle ne put en avaler qu'une très-petite quantité, et elle fit entendre un bruit particulier, semblable à celui que l'on produit en se gargarisant la gorge. Dès lors je conjecturai qu'il existait un rétrécissement de l'œsophage, et peut-être quelque tumeur qui comprimait la trachée-artère et occasionnait cette dyspnée, d'autant plus que la gorge paraissait gonflée au-dessous du cartilage cricoïde. J'entourai la gorge d'un vésicatoire, et en appliquai un autre à la partie supérieure du sternum; je fis prendre soir et matin un grain de calomel dans un peu

(1) Medical Journal and physical. T. IX, p. 552.

de gruau. Les vésicatoires furent entretenus au moyen de l'onguent de sabine, et donnèrent une abondante suppuration. Deux jours après, il y eut du soulagement, et la malade put prendre un peu de gâteau dans du thé ou du lait, mais dès le jour suivant les symptômes devinrent plus intenses.

Je proposai d'introduire une bougie dans l'œsophage, pour tâcher de dilater ce conduit, mais la malade ne voulut jamais y consentir. Son état empira, la difficulté de respirer devint plus grande, et Élisabeth Brown mourut comme suffoquée.

Autopsie.—On remarque que la gorge qui, dans les derniers jours de la vie, avait paru enflée, avait beaucoup diminué après la mort. L'estomac était rétréci, ses rides muqueuses très-nombreuses et très-développées. En coupant la trachée-artère, une quantité considérable de pus s'écoula, il avait pénétré, dans ce conduit, par sa partie supérieure et postérieure, où l'on voyait une ouverture longue d'un quart de pouce, et qui communiquait avec l'œsophage. Les parois de ce conduit étaient très-épaisses à cet endroit, et il n'offrait plus qu'une ouverture qui admettait à peine une plume de corbeau. Il contenait une grande quantité de matière ressemblant à du lait caillé; sa partie inférieure était saine, ainsi que tous les autres organes. Le pus avait coulé dans la trachée-artère par l'ouverture ci-dessus mentionnée, et il est probable que ce fut la cause de la mort.

Nous ferons remarquer, dans cette observation, ce bruit particulier ou gargouillement que la malade faisait entendre en avalant. Ce symptôme a également été observé par M. Cassan chez le malade dont il nous a donné l'histoire, et, dans un cas semblable, par Taranget (1). La boisson, dit cet auteur, péniblement avalée, formait dans l'œsophage un bruit sourd, et trois fois répété, espèce de roulement qui attestait combien le passage se trouvait difficile. (*Archives de médecine*, tom. XXV, page 572.)

Un troisième fait de dysphagie par rétrécissement probable de l'œsophage m'a été communiqué longtemps après la mort du malade; je le rapporte comme exemple du danger de cette affection abandonnée à elle-même. L'observation est incomplète, mais elle offre un degré suffisant d'authenticité, les détails n'ayant été confirmés par deux des médecins du malade, et par sa fille, témoin assidu de ses souffrances.

Dysphagie progressive, mort.

Derré, âgé de soixante-dix-sept ans, habitant le Grand-Lucé, département de la Sarthe, se plaignit au mois d'avril 1835 de douleurs au fond de la gorge et de difficulté à avaler. Les symptômes inflammatoires de l'angine disparurent, mais la déglutition devint de plus en plus pénible. Les bouillies et les panées passèrent pendant quelque temps, les aliments les plus solides étaient rejetés. Au bout de quelques mois le malade fut réduit à vivre de liquides. Le lait, l'eau, le vin sucré avaient remplacé les bouillies qui ne pouvaient plus traverser l'œsophage. Le pharynx, les amygdales,

(1) Journal de Roux, 1786, t. LXVII, p. 256.

le voile du palais n'offrirent rien d'anormal au médecin habituel qui m'a assuré que l'exploration de l'ouverture supérieure du larynx n'avait donné que des signes négatifs.

La voix n'était point altérée, souvent le malade portait la main à la partie inférieure du larynx pour indiquer le point où les aliments s'arrêtaient un instant avant d'être rejetés. Six sangsues furent appliquées au cou qui n'offrait, du reste, aucune tumeur. Au bout de dix mois, les liquides mêmes ne passèrent plus malgré de très-grands efforts de déglutition; ils revenaient immédiatement, tantôt sans toux, tantôt avec toux. Le malade vécut encore deux mois dans un marasme effrayant et tourmenté par la soif et la faim. Une fois il expectora un peu de sang, après quoi il put avaler, non sans peine et à diverses reprises, quelques gouttes de vin sucré. Quinze jours après cette légère et trompeuse amélioration, il succomba.

Avant d'exposer, comme principale conséquence de nos observations, l'utilité du cathétérisme de l'œsophage, nous croyons devoir nous livrer à quelques réflexions sur le siége des rétrécissements de ce conduit, leurs symptômes et signes, et leurs complications.

Siége des rétrécissements de l'œsophage.

Tulpius, Verheyen, Heister désignent comme plus exposée aux rétrécissements, la partie de l'œsophage qui correspond aux cinquième et sixième vertèbres dorsales; point où Tulpius entre autres a décrit des glandes dont la tuméfaction peut occasionner la dysphagie. Chez nos deux malades et probablement chez le troisième, l'obstacle à la déglutition était situé au cou, immédiatement au-dessous du cartilage cricoïde. Cette réunion de faits nous empêche de partager les doutes de Morgagni sur le malade de Mennès, nous croyons facilement que l'obstacle a été indiqué avec raison aux points correspondants aux cinquième et sixième vertèbres cervicales.

Tulpius et Morgagni eux-mêmes ont publié des observations semblables. (Tulpius, caput, 44, *lethalis gulæ tumor.*)

« Une certaine tumeur dure et mortelle s'insinue parfois entre l'œsophage et la trachée-artère, tantôt visible extérieurement, tantôt cachée intérieurement.

» D'abord elle resserre, puis ferme l'œsophage et même si complétement que, tout passage étant refusé aux aliments, la mort est certaine.

» Une tumeur petite et large, solidement fixée au côté de la trachée-artère, se développa peu à peu chez la veuve d'un marin, un peu au-dessous de la fossette du cou (*jugulum*). La respiration puis les déglutitions furent surtout gênées, de sorte qu'au-delà de la tumeur l'œsophage pouvait à peine transmettre les choses les plus exiguës et quelques gouttes de lait de vache, à l'aide desquelles étaient insuffisamment restaurées, les forces privées d'une meilleure nourriture.

» Le corps maigrit nécessairement et la malade mourut sans regret.

» Le cadavre disséqué et la peau convenablement détachée, nous trouvâmes cette tumeur livide comme les carcinomes et étendant ses racines dans une grande partie du cou, mais particulièrement autour de l'œsophage, comprimant ce canal si étroitement que de ses membranes envahies s'élevaient à l'intérieur différents filaments obstructeurs de sa texture resserrée, à ce point que nous pouvions à peine faire pénétrer un stylet de fer dans cet étroit passage. »

Voici maintenant l'observation de Morgagni:

« Une femme plus qu'octogénaire se plaignait d'une difficulté de respirer et d'avaler avec de l'ardeur à la gorge, lorsqu'elle fut reçue à l'hôpital de Padoue.

» Là, elle est prise d'un paroxysme si violent de difficulté de la respiration, qu'elle est sur le point d'expirer ; elle est cependant sauvée par des crachats d'un pus fétide mêlé de sang; la femme indiquait que le larynx était le siége de la maladie ; elle le tirait en avant en le saisissant avec les doigts, et respirait ainsi un peu plus facilement. La difficulté de respirer devint un peu plus pressante et la malade succomba plus de quinze jours après son entrée à l'hôpital.

» *Examen du cadavre.* Il s'était développé par derrière la trachée, à un travers de doigt au-dessous du cartilage cricoïde, une tumeur de la grosseur de la moitié d'une noix qui comprimait à la vérité l'œsophage situé derrière elle, mais beaucoup plus encore la trachée, de sorte qu'à cet endroit elle rétrécissait considérablement son canal dans lequel elle s'ouvrait par une fente oblongue.

»Celle-ci ayant été dilatée, l'on vit la cavité de la tumeur remplie d'une matière putride et embrassée par une paroi dure à l'intérieur et composée extérieurement de quelques petits grains d'une couleur jaunâtre semblables à ceux du millet.

» D'autres grains formaient aussi deux glandes très-voisines de la tumeur en dehors, et dont chacune égalait la grosseur d'un pois médiocre, de manière qu'il semblait que c'était une glande semblable à celle-ci, mais plus développée.

» Une incision ayant été faite depuis l'œsophage jusqu'au pharynx, on trouva ce dernier extrêmement ridé en dedans, de telle sorte qu'on pouvait effacer les rides avec les doigts et redonner à cet organe son ampleur naturelle. » (*Quinzième Lettre des lésions de la respiration.*)

Pour expliquer la nature de semblables tumeurs, Morgagni renvoie à ses *Adversaria anatomica*, où il a décrit et dessiné des glandes placées entre les tuniques de la trachée-artère et dont les pertuis excréteurs s'ouvrent à la surface de la muqueuse trachéale. (*Adversaria*, tab. 2, fig. 1.)

Nous ne croyons pas que la tumeur qui fit mourir cette malade fût due à un développement des glandes muqueuses décrit par Morgagni.

La nécropsie indique

« Qu'il s'était développé derrière la trachée-artère et par conséquent au-dehors, à un travers du doigt au-dessous du cartilage cricoïde une tumeur de la grosseur d'une moitié de noix, et de plus, à l'extérieur du kyste purulent, un petit chapelet de glandes dont deux égalaient chacune la grosseur d'un pois médiocre. »

Si nous nous rappelons que chez les deux malades dont nous avons obtenu la guérison, la dysphagie a débuté par une angine tonsillaire, si nous tenons compte du chapelet glandulaire existant chez la seconde, aux parties latérales du larynx, nous serons fondés à penser que chez les deux l'inflammation tonsillaire s'est successivement étendue aux ganglions du cou, puis au tissu cellulaire intermédiaire à la trachée et à l'œsophage, tissu plus abondant au-dessous du cartilage cricoïde et parsemé de ganglions, dont l'accroissement pathologique est suivi parfois de suppuration qui se fait jour dans l'œsophage et dans la trachée-artère.

« Une impossibilité de plus en plus grande de la déglutition a été quelquefois le résultat d'une compression exercée sur l'œsophage par un amas de ganglions lymphatiques. » (Andral, *Anatomie pathologique, lésions de l'œsophage.*)

Quelque valeur qu'on accorde à cette opinion, nous n'en constaterons pas moins comme un fait que les rétrécissements de l'œsophage ont assez fréquemment leur siége immédiatement au-dessous du cartilage cricoïde, puisque, pour notre part, nous citons trois exemples et que nous en trouvons de semblables dans Tulpius, Vater, Morgagni, Van-Swiéten, etc.

Symptômes, signes et complications des rétrécissements de l'œsophage.

Un mot sur les symptômes et signes des rétrécissements de l'œsophage chez les deux malades que nous avons traitées. La dysphagie est survenue assez promptement à la suite d'une angine tonsillaire aiguë ; les renseignements que nous tenons de trois personnes entendues séparément s'accordent à parler d'une angine ordinaire comme principe de l'affection du malade de Lucé. Chez les trois, le rétrécissement de l'œsophage succéda aux symptômes de l'esquinancie. Chez la femme Méchin seulement, nous avons constaté une suite de ganglions tuméfiés depuis les glandes sous-maxillaires jusqu'au premier anneau trachéal.

Chez tous, les aliments solides d'abord sont rejetés, puis les bouillies et les panades ; et enfin les liquides après avoir franchi le pharynx reviennent promptement à la fois par la bouche et les narines ; quelquefois les aliments séjournent quelques instants au-dessus de l'obstacle, dilatent l'œsophage et forment une espèce de jabot. Une expectoration subitement purulente annonça chez nos deux malades l'ouverture d'un abcès interne ; dès lors les liquides avalés déterminèrent une toux expulsive qui accompagna et précéda souvent la régurgitation ; en même temps le timbre de la voix perdit de sa force et la parole mal résonnante devint sensiblement nasonnée.

La déglutition d'un liquide pris goutte à goutte à l'aide d'un chalumeau s'opère mieux chez la première ; mais parfois, malgré cette précaution, la toux survient et le liquide est rejeté ; l'effet alors est pris pour la cause, et naturellement c'est à la toux, signe sensible, que la malade attribue le retour du fluide. Cet ensemble d'accidents ne permet pas au médecin de méconnaître une fistule œsophago-trachéale. La preuve matérielle à l'œil et au doigt ne pouvait être obtenue ; mais la conviction médicale repose sur une double série de phénomènes physiologiques.

Ainsi, 1° passage des liquides de l'œsophage dans la trachée-artère, toux expulsive ;

2° Passage de l'air de la trachée dans l'œsophage, altération de la voix dans l'exercice de la parole ; le voile du palais se relève et empêche que l'air vibrant qui s'échappe de la glotte ne s'engage dans les ouvertures postérieures des fosses nasales.

Ici toute la partie de la colonne d'air refoulée dans le trajet fistuleux traversait librement l'œsophage, le pharynx et les cavités nasales ; de là, modification du son, altération de l'intensité des vibrations et de leur résonnance.

Ne veut-on pas de théorie, je m'en tiens au fait, et le fait est que la parole était tellement altérée chez nos deux malades, que je fus étonné de ne trouver aucune perforation du voile du palais. La fuite d'air ne pouvait donc provenir que d'une fistule œsophage-trachéale, et cela confirme l'opinion d'un célèbre physiologiste.

« Les personnes qui pensent que les cavités nasales peuvent augmenter l'intensité du son vocal par leur résonnement s'abusent. Ces cavités ne peuvent produire que l'effet contraire. Aussi, toutes les fois que par une cause quelconque le son peut s'y introduire, la voix devient sourde ou nasonnée. (Magendie, t. 1, page 254, Physiologie.) »

La toux avait bien le caractère expulsif, elle ne pouvait être l'effet d'un enrouement, conséquence d'une paralysie du pharynx ou d'un ulcère de l'épiglotte et des aryténoïdes, ainsi que Majault en cite un exemple. (*Observation singulière de pratique, journal de médecine de Vandermonde*, juillet 1756, tome V.)

Dans les deux faits que nous avons vus, le premier acte de la déglutition s'opérait bien et le contour du larynx était dans l'état normal.

L'erreur de lieu ne se faisait pas non plus au retour des fluides sur la partie supérieure du larynx, car une quantité d'eau trop minime pour que ce reflux fût possible déterminait la toux convulsive constamment chez l'une et souvent chez l'autre malade, et cette hypothèse d'ailleurs ne rendrait pas compte de l'altération de la voix. Enfin, la netteté de la voix à une certaine époque se manifesta si sensiblement qu'elle nous servit de guide et nous indiqua la cure de la fistule, lorsque déjà le cathétérisme avait annoncé celle du rétrécissement de l'œsophage. Nous nous appuyâmes sur ce signe précieux pour renoncer à la déglutition arti-

ficielle et faire une épreuve décisive qui démontra que les liquides, les bouillies et les aliments solides arrivaient facilement à l'estomac.

J'ai dit que chez la seconde malade l'œsophage ne transmettait absolument rien et l'on demandera peut-être comment un rétrécissement qui refuse le passage à une goutte d'eau est franchi sans trop d'efforts par une sonde ou une petite éponge. Les autopsies publiées par Tulpius et Morgagni pourraient donner l'explication du fait : l'un parle de filaments obstructeurs qui s'élevaient de l'intérieur de l'œsophage comprimé par une tumeur, l'autre fait mention de rides nombreuses développées au-dedans du pharynx et qu'on pouvait effacer avec les doigts.

Ces rides ou crêtes muqueuses se rencontrent fréquemment autour des ulcérations qui compliquent les rétrécissements, et elles complètent l'occlusion des conduits organiques.

J'ai vu de ces replis obstructeurs développés autour des ulcérations du larynx, et dernièrement encore compléter un rétrécissement du colon.

Une dame forte, bien constituée, âgée d'environ soixante ans, était depuis plusieurs années sujette à une constipation opiniâtre, avec coliques et tension de l'abdomen.

Les purgatifs assez violents, conseillés par son médecin ordinaire, avaient eu plusieurs fois du succès.

Les accidents reparurent plus graves, coliques, hoquets, efforts de vomissements, absence complète d'évacuations alvines et tension douloureuse de l'abdomen. Appelé en consultation, je diagnostiquai un étranglement interne dont la cause me semblait pouvoir être attribuée à des inflammations successives et circonscrites du péritoine. Les saignées, les sangsues, les bains furent employés inutilement, le calomel uni à l'extrait de belladone fut sans effet ainsi que les frictions mercurielles ; enfin, les purgatifs drastiques, précédemment employés avec succès, furent essayés comme dernière ressource et en partie vomis.

L'abdomen devint énorme, il était à peu près également douloureux dans tous ses points ; l'on ne sentait nulle part de tumeur circonscrite, les éructations étaient fréquentes, mais à aucune époque la malade ne vomit les matières jaunes et fétides caractéristiques des étranglements. Quelques bouillons et potages purent même être digérés dans le cours de la maladie qui dura trois mois.

L'exploration du rectum à l'aide du doigt ne nous indiqua aucune altération, toutefois l'absence de vomissements nous fit penser que l'obstacle devait être au-dessous de la valvule de Bauhin et peut-être rapproché du sphincter de l'anus. Le cathétérisme du rectum fut pratiqué plusieurs fois à l'aide de sondes en argent et en gomme élastique, qu'on ne put introduire au-delà de cinq à six pouces ; les lavements refluaient immédiatement. La malade mourut épuisée par des souffrances continuelles et une alimentation insuffisante.

La nécropsie, autorisée à des conditions restrictives, fut pratiquée en présence de MM. Révéri et Maugeret, médecins au Lude.

Vers la fin de l'S du colon dont les courbures étaient effacées, existait un resserrement sensible à l'œil ; quoique la couleur de l'intestin fût peu changée au-dessus de cette espèce de virole, les intestins étaient énormément dilatés.

Le colon transverse aurait pu être pris pour l'estomac largement distendu par une insufflation d'air.

L'iléon dépassait le calibre ordinaire des gros intestins.

Au-dessous de l'étranglement, au contraire, le rectum était contracté, mais sain dans son petit calibre. Nous ne remarquâmes pas de rougeur sensible au péritoine.

Le colon descendant se déchirait avec une grande facilité dans les environs du rétrécissement. Nous enlevâmes la pièce pathologique pour pouvoir l'examiner plus à l'aise, des flots de gaz et de matières jaunes très-liquides s'échappèrent et nous contraignirent à établir des ligatures.

La partie altérée du colon offrait un resserrement de huit à dix lignes de longueur extérieurement. Les membranes péritonéale et musculaire avaient acquis une densité presque squirrheuse et n'étaient plus distinctes l'une de l'autre.

Une sonde ordinaire poussée à travers l'obstacle le franchissait assez facilement ; mais des replis rougeâtres de la membrane muqueuse complétaient l'obstruction intérieure de manière que l'eau versée dans le bout supérieur de l'intestin était retenue au dessus de l'obstacle comme dans un entonnoir dont le tube eût été obstrué.

La pièce fendue fit voir à l'intérieur un ulcère de la muqueuse, reposant sur un fond épais et squirrheux et occupant à peu près toute la longueur du rétrécissement, c'est-à-dire huit à dix lignes. Les bords de l'ulcère étaient garnis de rides transversales rouges et nombreuses que la sonde écartait facilement, mais que l'eau et les matières fécales liquides n'avaient pu franchir.

Cette observation nous semble utile au sujet que nous traitons en ce qu'elle donne une idée juste de certaines obstructions dans lesquelles ce n'est pas seulement le rétrécissement organique, mais des rides ou replis de la muqueuse qui ferment le canal.

Les médecins qui négligeraient le cathétérisme de l'œsophage, concluant de l'impossibilité de la déglutition des liquides à l'impossibilité du passage d'une sonde ou d'une éponge, raisonneraient donc à faux et manqueraient à leur devoir.

Cathétérisme de l'œsophage.

L'instrument le plus commode est une tige de baleine assez forte mais flexible, épaisse d'une ligne, large de deux, longue de seize pouces, garnie à chaque extrémité d'éponges solidement fixées et dont les diamètres sont inégaux.

Avec une éponge de quatre lignes, mais qui par la pression se réduisait à deux lignes de diamètre, nous avons pu franchir d'emblée un rétrécissement qui refusait complétement le passage aux liquides. Dès le troisième jour, une éponge de huit lignes de diamètre, se réduisant à six, a dépassé l'obstacle.

Une main doit soutenir et relever toute la partie antérieure moyenne et saillante du cou, pendant que l'autre pousse le cathéter, sans cette précaution, l'œsophage allongé pourrait être rompu.

Si la résistance est trop considérable, l'on se contente de passer plusieurs fois la petite extrémité du cathéter, mais l'on ne doit pas craindre de présenter à différentes reprises la grosse éponge ; il faut toujours compter sur une résistance qui ne peut être surmontée qu'avec un certain effort ; la main, selon le précepte de Mauchard, ne doit être ni trop timide ni trop téméraire.

L'obstacle étant franchi, l'on explore l'œsophage en poussant vers l'estomac ; le cathéter est ensuite ramené et on lui imprime au point rétréci plusieurs mouvements d'élévation et d'abaissement.

Le cathétérisme pratiqué plusieurs fois par jour sera gradué assez brusquement ; le volume de la plus grosse éponge dépassera celui du bol alimentaire. L'on est obligé alors de la diriger au fond du pharynx le long d'une courbure formée par deux doigts de la main gauche, et de profiter d'un effort de vomissement pour lui faire dépasser les aryténoïdes. Alors la main gauche est immédiatement ramenée à la partie antérieure du cou qu'elle soulève ; c'est en forçant un peu le développement de l'œsophage qu'on préviendra toute récidive, l'excès de dilatation compense l'intermittence d'action ; l'expérience démontre qu'il en est de même pour les rétrécissements de l'urètre, les sondes à demeure sont loin d'être indispensables lorsqu'on se sert promptement de numéros d'un fort calibre.

Suivant les indications, on portera sur l'obstacle même des corps gras mucilagineux, des cathétériques ou des solutions légèrement caustiques ; celles-ci ne doivent être employées que comme moyen de cicatrisation d'ulcères internes et non comme moyens désobstructeurs. Une fistule œsophago-trachéale est nécessairement entretenue par le rétrécissement de l'œsophage et le passage des aliments et de l'air.

Les trois indications suivantes sont alors de rigueur :

1° Le cathétérisme pour détruire le rétrécissement.

2° La déglutition artificielle à l'aide de sondes, portant les aliments au-delà de l'ulcère.

3° Le silence, car pendant l'acte de la parole le resserrement de la glotte force une partie de la colonne d'air à s'échapper par le trajet fistuleux.

Ces règles négligemment observées chez

notre première malade ont produit constamment des améliorations suivies de rechutes, et la guérison ne s'est maintenue qu'après l'usage plus fréquent et plus régulier du cathétérisme.

Chez la seconde malade, dans les conditions les plus fâcheuses, un traitement bien surveillé, un cathétérisme exactement pratiqué plusieurs fois par jour, ont ramené une guérison prompte, durable, et prévue avec une précision en quelque sorte mathématique.

Nous livrons avec confiance à la méditation de nos confrères ces deux faits qui nous semblent décisifs. Ils prouvent que dans les rétrécissements de l'œsophage, le cathétérisme est un moyen curatif, et qu'il doit désormais être admis dans la pratique médicale.

NOTE.

Cathétérisme pratiqué avec succès par **M. Bérard**, professeur de la faculté de Paris, et chirurgien de l'hôpital Saint-Antoine, contre un double rétrécissement de l'œsophage.

Ce mémoire était terminé lorsque je me trouvai, le 3 septembre 1837, au jury médical du département de la Sarthe, avec le président M. Bérard, professeur de physiologie à la Faculté de médecine de Paris.

Je lui communiquai les observations que j'étais sur le point de publier, et de son côté il me fit part du fait suivant en m'autorisant à le rendre public.

Une jeune femme avait bu par mégarde une certaine quantité d'acide sulfurique ; des accidents très-graves suivirent immédiatement cet empoisonnement. Pendant plusieurs semaines elle fut tourmentée de vomissements, avec sentiment de brûlure le long de la poitrine et à l'épigastre. Ces symptômes s'amendèrent et la malade put avaler avec difficulté et digérer assez bien des aliments liquides et des bouillies très-claires. La dysphagie fit des progrès et la crainte de ne pouvoir bientôt plus rien avaler conduisit cette femme à l'hôpital Saint-Antoine. M. Bérard constata, à l'aide de sondes en gomme élastique, un double rétrécissement de l'œsophage ; tous les deux étaient situés dans la partie embrassée par le médiastin, le premier correspondant aux premières vertèbres dorsales, le second très-rapproché du cardia.

Pendant deux mois, la malade fut soumise, à l'hôpital même, au cathétérisme de l'œsophage, pratiqué avec de longues sondes en gomme élastique, ne dépassant pas la grosseur des sondes urétrales et que parfois on laissait séjourner pendant une demi-heure. Leur calibre lentement gradué n'opéra que lentement la dilatation des points rétrécis.

Il y eut des alternatives d'amélioration pendant lesquelles le cathétérisme était négligé, et des rechutes pour lesquelles il était repris.

La malade sortit de l'hôpital, guérie en apparence, et fut forcée chez elle de revenir plusieurs fois à l'usage de sondes qu'elle passait elle-même et gardait quelques instants.

L'on arriva par ces moyens à obtenir une guérison que le temps a confirmée.

Plusieurs fois, M. Bérard poussa la sonde jusque dans l'estomac, peu de temps après l'injection d'aliments liquides. Il a observé alors leur reflux et leur écoulement en jet par le pavillon de la sonde.

Cette observation est une preuve de plus de l'utilité du cathétérisme de l'œsophage ; en la comparant à celle de la femme Méchin, l'on voit qu'une dilatation promptement graduée est préférable au séjour incommode de sondes qui ne peuvent rester à demeure qu'à la condition de ne pas ou de peu dilater. L'on obtient donc par la méthode que nous avons employée une guérison plus prompte et plus sûrement exempte de rechutes.

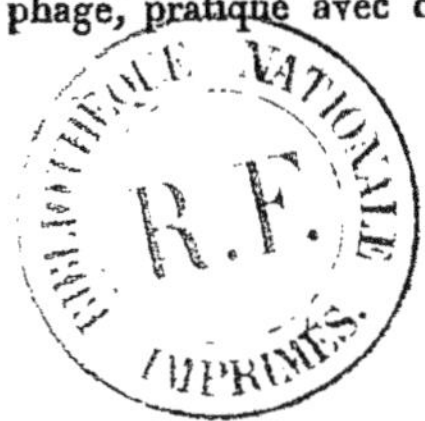

Imprimerie d'Adolphe ÉVERAT et Comp., rue du Cadran, 16.